Docteur Félicien LEBASTEUR

de la Faculté de Médecine

Université de Paris

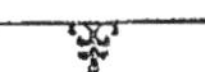

Fistules Abdominales

HÉMORRHAGIQUES

PARIS

P. MOUILLOT, Éditeur

13, QUAI VOLTAIRE, 13

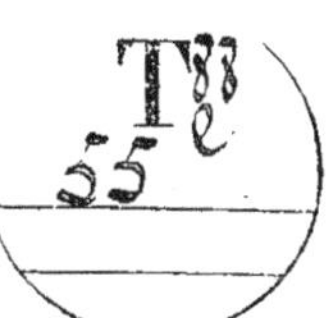

/

CONTRIBUTION A L'ÉTUDE

Des Fistules Abdominales

HÉMORRHAGIQUES

CONSÉCUTIVES A LA LAPAROTOMIE

CONTRIBUTION A L'ÉTUDE

DES

Fistules Abdominales

HÉMORRHAGIQUES

CONSÉCUTIVES A LA LAPAROTOMIE

PAR

Le Docteur Félicien LEBASTEUR

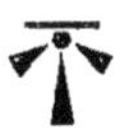

PARIS

P. MOUILLOT, ÉDITEUR

13, QUAI VOLTAIRE, 13

A LA MÉMOIRE DE MA MÈRE

A MON PÈRE

A MES SŒURS

A MON FRÈRE ET A MES BEAUX-FRÈRES

A MON ONCLE

A MES AMIS

A MES MAITRES

M. LE PROFESSEUR TERRIER

Professeur de clinique chirurgicale
Membre de l'Académie de médecine
Commandeur de la Légion d'honneur

AVANT-PROPOS

Arrivé à la fin de nos études médicales, nous tenons, selon la coutume, à remercier les maîtres qui nous ont aidé de leurs conseils et fait profiter de leur expérience.

Que M. le professeur Terrier nous permette de lui exprimer toute notre reconnaissance et notre gratitude pour le grand honneur qu'il nous fait en acceptant la présidence de notre thèse.

Nous avons eu le bonheur d'avoir pour premier maître M. le professeur Hanot qui nous a initié à la pratique de l'auscultation et qui, en maintes circonstances, nous a donné de précieuses preuves de sa sympathie; c'est pour nous un pieux devoir que de rendre hommage à la mémoire de notre illustre maître.

En chirurgie, M. le Dr Blum nous a accueilli avec bonté au début de nos études. Nous pouvons dire que nous avons passé chez lui l'année la plus fertile en enseignements par le nombre des malades observés. Nous essaierons de profiter de ses savants conseils et conserverons toujours pour notre maître une grande et respectueuse reconnaissance. Que M. le Dr Faure, qui a été son remplaçant pendant les vacances, veuille bien accepter aussi nos remercîments.

M. le Dr Duguet nous a perfectionné en auscultation et dans la médecine générale : Qu'il reçoive ici l'assurance de notre profonde gratitude. Que M. le professeur Lannelongue, qui nous apprit la chirurgie infantile, ainsi que son assistant, M. le Dr Villemin, veuillent agréer le témoignage de notre reconnaissance.

Que MM. les professeurs Tillaux, Fournier, Brissaud soient assurés du bon souvenir que nous gardons de leurs magistrales cliniques.

M. le Dr Maygrier nous a enseigné l'obstétrique pendant les deux mois de vacances, en remplaçant M. le professeur Budin dans le beau service de la clinique Tarnier. Par leurs admirables cliniques, MM. les professeurs Budin et Pinard ont complété notre pratique : nous les remercions tous de leurs excellentes leçons.

Nous prions M. le Dr Wurtz de recevoir nos vifs remerciements pour l'amitié qu'il nous a témoignée ainsi que MM. les Drs Gastou et Ombredanne pour l'affectueux dévouement avec lequel ils nous ont soigné aux instants de maladie.

Nous ne saurions oublier MM. Delbet, Ombredanne, Savariaud et Marion, qui nous ont guidé dans nos années de dissection et qui ont été pour nous de véritables amis ; nous leur témoignons notre profonde reconnaissance, ainsi qu'à M. Gosset, chef de clinique de M. le professeur Terrier, pour les précieux conseils qu'il nous a donnés pour ce travail.

Auprès de M. le Dr Gérard-Marchant, nous avons trouvé l'accueil le plus sympathique que le maître puisse faire à un élève ; nous lui adressons l'expression de notre profonde gratitude pour l'appui bienveillant qu'il a bien voulu nous prêter au sujet de ce travail et pour l'enseignement dont il nous a fait si largement bénéficier pendant ces deux dernières années.

Nous sommes heureux de remercier aussi son dévoué chef de laboratoire, M. le Dr Henri Blanc, notre excellent ami, qui nous a guidé dans nos études lorsqu'il était interne et qui a bien voulu s'intéresser longuement à tous les points délicats de notre thèse.

M. Robert Leroux, externe du service, a bien voulu nous reproduire les dessins des pièces enlevées, nous lui adressons nos plus vifs remercîments.

FISTULES ABDOMINALES HÉMORRHAGIQUES

CHAPITRE PREMIER

Introduction et division du sujet

L'idée de choisir comme sujet de cette étude les fistules sanguines ou hémorrhagiques nous a été suggérée par M. le docteur Gérard-Marchant, qui venait d'en observer deux cas dans son service à l'hôpital Boucicaut.

Il n'a pas été publié, à notre connaissance, de travail sur cette question dont les observations ne sont d'ailleurs pas nombreuses et sont souvent incomplètes.

La fistulation à la suite de laparotomie a souvent pour cause le drainage post-opératoire, et le trajet fistuleux, dans ces cas, a volontiers tendance à persister. Aussi faut-il fermer le plus complètement possible la plaie abdominale et réunir sans drainage, lorsque les conditions opératoires le permettent.

Ces fistules que l'on rencontre à la suite de laparotomie sont d'ordre divers et de condition différente.

Ainsi, nous connaissons très bien les fistules qui font suite à une laparotomie pour péritonites tuberculeuses ascitiques lorsqu'on est forcé de drainer. Interminables étaient autrefois les fistules consécutives à l'hystérectomie abdominale avec pédicule externe pour fibrome; l'élimination du moignon était toujours lente et accompagnée de sécrétions abondantes. Kœberlé, Hégar, Péan et la plupart des chirurgiens d'il y a une quinzaine d'années employaient ce procédé qui, aujourd'hui, est tombé en désuétude et est presque complètement abandonné.

Il est toute une autre catégorie de fistules qui, suite de drainage, se ferment très rapidement et n'ont aucune conséquence : telles sont les fistules consécutives au mikulicz dans les cas d'appendicite à froid ou d'ablation d'annexes.

Toutes ces fistules abdominales, quelles que soient l'importance et la longueur de la cicatrisation, ont, en somme, les mêmes caractères ; plus ou moins profondes, elles livrent passage à une quantité plus ou moins grande de pus ou de sérosité louche, ou alternativement à de la sérosité ou à du pus.

Cet écoulement par la fistule diminue de quantité à mesure que les bords se rapprochent et que la profondeur du trajet diminue lui-même. Enfin, la cicatrisation complète survient à une échéance plus ou moins longue.

Tous ces faits de fistules abdominales post-opératoires sont connus et d'observation courante.

Il n'en est pas de même d'une catégorie de fistules abdominales, qui, par leurs caractères cliniques, leur évolution et le traitement qu'elles comportent, méritent une place à part dans ce chapitre de la pathologie abdominale. Nous voulons parler des trajets fistuleux qui donnent passage à un écoulement sanguin et que nous proposons d'appeler, pour cela, fistules abdominales hémorrhagiques ou sanguines.

Dans cette variété de fistules, ce n'est plus du liquide séreux ou du pus qui vient tacher le pansement; l'écoulement est nettement sanguinolent, soit qu'il s'agisse de sang pur, soit qu'il s'agisse de sérosité ou de liquide séro-purulent teinté de sang.

C'est là une première notion capitale qui différencie absolument cette variété de fistules, de par les caractères tout à fait spéciaux du liquide auquel elles donnent passage.

Un autre caractère, mais non constant, de ces fistules, est l'apparition de cet écoulement sanguin au moment qui correspondrait à la période menstruelle (cas des malades n'ayant plus leurs ovaires) ou encore l'augmentation notable de l'écoulement sanguin au moment des règles.

Ces caractères sont tellement différents des caractères des fistules banales qu'ils suffisent à expliquer qu'on cherche à les séparer les unes des autres.

Cette différenciation devient plus nécessaire et se légitime davantage encore si on descend à l'étude des conditions de production des fistules hémorrhagiques, des lésions qui président à ces écoulements sanguins, et si l'on cherche les moyens d'y remédier.

Mais dans la grande classe des fistules hémorrhagiques, nous nous trouvons en présence de deux ordres de faits différents : dans une première classe, nous rencontrons des cas dans lesquels le point de départ de l'hémorrhagie était un restant d'ovaire que, selon l'expression employée, le chirurgien « mouche », quelquefois croyant l'enlever complètement. L'ablation de ce moignon ovarique a supprimé l'hémorrhagie. A cette classe nous rattacherons les fistules sanguines consécutives à la fixation du pédicule d'un ovaire dans la plaie abdominale par la méthode extra-péritonéale.

Dans une autre catégorie de fistules hémorrhagiques beaucoup plus intéressante que la précédente, soit que les deux annexes et l'utérus aient été enlevés, soit qu'il y ait indépendance complète entre l'ovaire restant et la fistule, l'origine de l'écoulement sanguin par le trajet abdominal paraît être dans des lésions de congestion et d'inflammation chronique d'un bouchon épiploïque adhérent aux bords de la plaie abdominale. C'est surtout à cette dernière variété de fistules hémorrhagiques que nous nous attacherons, et nous chercherons à établir précisément que le sang dans ces cas vient de l'épiploon adhérent et chroniquement enflammé.

CHAPITRE II

PREMIÈRE PARTIE

Fistules abdominales hémorrhagiques
d'origine ovarique.

ᴇᴛ

Oʙꜱᴇʀᴠᴀᴛɪᴏɴꜱ.

Nous allons traiter rapidement cette catégorie de fistules dont l'hémorrhagie a lieu au même moment que la congestion ovarique et dure tout le temps du flux menstruel pour cesser avec lui.

Nous les diviserons en trois classes. — Dans la première nous placerons les fistules qui donnent du sang sans qu'il y ait eu intervention directe sur l'ovaire, l'ovaire restant donc intact.

1° La direction du flux menstruel qui, à l'état normal, s'écoulait en totalité par le vagin, offre la particularité curieuse de suivre le chemin créé artificiellement par le chirurgien pour ouvrir une vieille collection purulente (pelvi-péritonite suppurée, énorme poche salpingienne avec abcès pelvien) ou sanguine (hématosalpinx, hématocèle, kyste hématique de l'ovaire).

Malgré toutes les tentatives, par suite des adhérences nombreuses et de la fusion des organes entre eux, le chirurgien est souvent dans l'impossibilité de séparer les annexes ou même de les atteindre pour en faire l'ablation dans une partie ou dans leur totalité. On a agi, dans ces cas, vis-à-vis de l'ovaire, comme on agit vis-à-vis de l'appendice dans les abcès péri-appendiculaires.

Dans ces circonstances, il est nettement prouvé que le chirurgien n'est pas intervenu directement sur l'ovaire lui-même; il s'en est tenu, la plupart du temps, à l'ouverture de l'abcès ou de la collection sanguine pour les vider par l'aspiration et terminer l'opération en drainant la cavité du foyer.

Souvent, par cette méthode, il persiste pendant plusieurs mois, à la place du drain, une profonde fistule qui peut donner lieu à des rétentions et aussi au phénomène curieux qui nous occupe, surtout, comme le dit Terrillon, après l'ouverture d'une hématosalpingite : « pendant toute la durée de la fistule on voit se produire à chaque époque menstruelle une hémorrhagie quelquefois assez abondante qui dure trois ou quatre jours et ce phénomène se renouvelle à chacune des règles (1). »

A côté de ces faits, et comme transition, nous devons citer les cas non moins intéressants où l'ovaire hernié est le point de départ d'une inflammation phlegmoneuse; on ouvre l'abcès, il persiste une fistule qui donne lieu à un écoulement sanguin durant pendant plusieurs mois et coïncidant avec les menstrues.

(1) Voir Terrillon. — *Salpingite et ovariotomie.*

(Voir observation I) (Sujet d'une communication de
M. le docteur Turgis.)

2° Dans la deuxième classe il y a eu intervention
sur un ovaire ou même l'ovariotomie a été double et
complète. — Que faut-il penser des écoulements
sanguins qui surviennent dans ces cas ? très probablement comme le pensent Hégar, Valdeyer, Battey,
Kœberlé, Panas et d'autres auteurs encore, le plus
souvent l'extirpation n'a pas été totale. L'ovaire, soit
par suite de la suppuration, soit par suite des adhérences, a été mouché, une partie est restée adhérente au pédicule : le fait a été parfois prouvé. C'est
ce qui explique les hémorrhagies qui nous intéressent
et la persistance des menstruations malgré une
ablation aussi complète que possible (Jakson, Le
Fort, Storer, Tillaux). C'est ce moignon ovarique qui,
au moment des règles, se congestionne et saigne. Le
flux hémorrhagique n'ayant plus de conduit pour
gagner le vagin, puisque la trompe a aussi été enlevée
ou tout au moins prise dans la ligature du pédicule
utérin, s'écoule au dehors par la fistule, conduit par
des adhérences à la cicatrice abdominale ou par une
bride établissant la communication de la portion
d'ovaire avec la paroi. C'est ainsi que se passent les
choses quand le pédicule a été intra-abdominal.

3° Mais, si on s'est servi de la méthode ancienne,
et j'entends, par là, la fixation du pédicule dans la
plaie abdominale à l'aide d'un clamp, la trompe com-
prise dans ce pédicule peut rester en partie perméa-
ble, et nous arrivons ainsi à notre troisième classe
d'hémorrhagie par le pédicule dans la plaie.

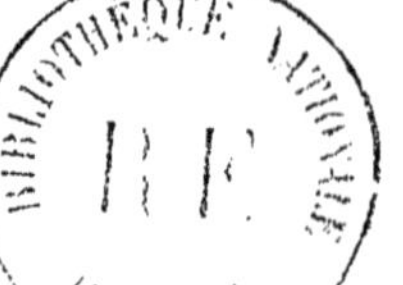

Quelques cas de ce genre ont été signalés par Baker Brown, Le Fort, Granville-Bantock et permettent d'affirmer qu'on les rencontre plus souvent après une ovariotomie simple qu'après l'ablation des deux ovaires. Spencer Wells signale aussi ce phénomène et il dit : « Après l'occlusion de la plaie, lorsqu'on s'est servi de la méthode extra-péritonéale pour le pédicule, on a prétendu que, chaque mois, la plaie s'ouvre pour laisser échapper un peu du liquide menstruel. Cela est vrai à peu près dans un tiers des cas; mais, si on a pris ses mesures, il n'y a pas de conséquence plus légère.» Et plus loin : « Si le fluide menstruel peut sortir par la trompe partiellement close fixée dans la cicatrice, il peut s'écouler de la même façon quand on a abandonné le pédicule dans la cavité péritonéale et produire une hématocèle mortelle (1). »

Heureusement que, maintenant, grâce à l'aseptie et aux nouveaux genres de ligatures, cette méthode est oubliée et le pédicule intrapéritonéal n'a plus ces inconvénients. Nous ne voulons pas ici discuter les divers procédés opératoires de l'ovariotomie, qui sont en dehors de notre sujet, mais seulement montrer la possibilité des écoulements sanguins par le pédicule et la cicatrice (Voir observations résumées 5 et suivantes). Du reste, ces hémorrhagies sont le plus souvent sans conséquence, ne produisent aucune gêne et tendent à disparaître d'elles-mêmes. En effet, au bout d'un certain temps, la trompe finissant par

(1) Spencer Wells. — *Traité des tumeurs de l'ovaire* (1882), pages 232 et 329.

s'obstruer ou le pédicule s'atrophiant et devenant presque complètement fibreux, tout flux menstruel supplémentaire, si on a enlevé les deux ovaires, ou complémentaire, si un ovaire reste, disparaît. On a cependant signalé quelques exemples où ce phénomène aurait persisté pendant plusieurs années.

Baker Brown cite le fait suivant : « Il y a dix ans (c'était en 1884), je fis une ovariotomie double en me servant du clamp pour la ligature extra-péritonéale du pédicule. A chaque époque menstruelle suivante, je vis la cicatrice se rompre et la menstruation se fit à travers l'abdomen en même temps que par le vagin ». (In thèse Bourguelle.)

Des cas analogues ont été publiés par M. le professeur Le Fort dans la gazette hebdomadaire.

Chez une demoiselle et chez une femme mariée que Boinet a opérées, la première il y a douze ans, et la seconde il y a neuf ans, les menstrues n'ont pas cessé d'être régulières, et à chaque époque, qui dure trois à quatre jours, il apparaît par la cicatrice quelques gouttes de sang pendant toute la durée des règles. (Dic. enc., art. *ovariotomie.*) L'écoulement sanguin, dans un fait rapporté par Bryant, dura pendant quatre époques consécutives par le pédicule pris dans la cicatrice abdominale, et à chaque fois d'une durée de deux jours. Puis la menstruation cessa deux mois, pour se rétablir d'une manière constante par le pédicule, de juin 1865 jusqu'en octobre 1868 (Guy's hosp. Rép. XIV, p. 216-1869).

Quelle est la cause de ces écoulements sanguins par le pédicule, écoulements plus ou moins réguliers, plus ou moins abondants, plus ou moins persistants. Si on n'a enlevé qu'un ovaire, peut-on admettre la perméabilité de la trompe et le reflux du sang par le pédicule? C'est peu probable. Ou bien si les deux ovaires ont été enlevés ne doit-on pas voir là une conséquence de l'habitude, comme le croyaient Hégar et Keaslée? ou faut-il chercher l'explication dans le phénomène de la congestion? Nous pensons que ces deux hypothèses contiennent la vérité. En effet, les vaisseaux génito-urinaires, par suite des congestions régulières et habituelles se sont élargis et affaiblis pour ainsi dire physiologiquement.

De plus, les ligaments larges, organes essentiellement sanguins, renfermant le plexus veineux utérin et sous-ovarique, non seulement se congestionnent et prennent de l'extension en même temps que l'ovaire, mais, par la contraction de leurs fibres musculaires apportent à la circulation, en retour, un obstacle véritable qui est sans influence sur l'ondée artérielle, d'où accroissement de la pression sanguine. Quand l'ovaire a été enlevé, pourquoi le même phénomène ne s'accomplirait-il pas par le fait de la congestion? et alors le pédicule entrerait en érection dans la plaie et finalement les capillaires superficiels se rompraient sous l'excès de tension, étant devenus, par suite de l'opération et de la cicatrisation, un lieu de moindre résistance. D'où écoulement de sang par le pédicule.

Nous connaissons, dans ces trois classes de faits, le point de départ certain de l'hémorrhagie et de la persistance de la fistule, soit que l'ovaire soit intact, soit qu'un morceau d'ovaire saigne physiologiquement, soit enfin que le pédicule ait été fixé dans la plaie. Mais il est des cas où nous ignorons complètement la cause de l'hémorrhagie par la fistule : témoin les malades opérées par M. le professeur Terrier et M. Monod (Obs. VI et VII).

Faut-il attribuer cette persistance de l'hémorrhagie par la fistule après l'hystérectomie abdominale susvaginale et double ovariotomie à la 'présence d'ovaires surnuméraires? C'est possible : cette presence a été constatée 23 fois sur 500 autopsies d'adultes par Beigel. Ce cas rentrerait alors dans notre première classe, sauf au point de vue de l'abondance de l'hémorrhagie. Ne serait-ce pas un bouchon d'épiploon, comme dans les cas que nous allons traiter? Nous ne cherchons pas à conclure sur ce cas particulier et laissons le champ libre aux suppositions.

OBSERVATION I

Hernie de l'ovaire. — Inflammation phlegmoneuse; Suppuration. — Ouverture de l'abcès. — Écoulement sanguin se produisant pendant plusieurs mois par cette ouverture à chaque apparition des règles et pendant leur durée. — Guérison (1).

Il s'agit d'une femme de 49 ans, actuellement d'une bonne constitution, d'un tempérament nerveux, réglée à 20 ans,

(1) Communiqué par M. le docteur Turgis, chirurgien de l'hôpital de Falaise membre correspondant à la Société de chirurgie. — Séance du 1ᵉʳ février 1893.

mariée à 23, n'ayant eu ni fausse-couche ni accouchement à terme, d'une santé généralement bonne et n'ayant présenté que quelques indispositions dues à l'irrégularité de ses époques, qui disparaissaient de temps à autre pendant plusieurs mois.

En 1885, dans les premiers jours de novembre, la malade vint consulter M. Turgis, qui était son médecin (depuis 18 à 20 ans).

Elle portait dans la partie inférieure de la paroi abdominale à droite, une tumeur placée au-dessus du pli de l'aine, au point qui correspond à l'orifice supérieur du canal inguinal, tumeur qui était de la grosseur d'un petit œuf de poule — régulièrement ovoïde — complètement immobile, irréductible, mate à la percussion et peu douloureuse à la pression ; la peau qui lui correspondait était normale, mobile et sans adhérence aucune avec elle. Cette tumeur s'était développée peu à peu et la malade ne peut fixer la date précise de son origine. Jusqu'à il y a un ou deux mois, cette tumeur ne la faisait pas souffrir, mais depuis elle · est le siège de douleurs légères qui se produisent lorsqu'un effort est fait, soit pour soulever un paquet, soit pour prendre une pièce d'étoffe dans un rayon (la malade est couturière).

Quelle était la nature de cette tumeur ? Je ne vous dirai pas toutes les suppositions qui me passèrent par l'esprit pour établir le diagnostic. Ce n'était à mon avis ni une tumeur maligne, ni une tumeur ganglionnaire, ni une épiplocèle, je pensais plutôt à une hernie de l'ovaire ; pourtant, dans mon examen, je ne trouvais pas les signes certains de ces hernies. En touchant la malade et en déprimant assez fortement le col utérin, soit en haut, soit en bas, soit latéralement, je ne pouvais imprimer à cette tumeur le moindre mouvement correspondant à celui que je déterminais dans l'utérus.

J'ai mis ma malade en observation. Dix à douze jours après mon premier examen, la malade me revint : une modification sérieuse s'était produite. Je me trouvais en présence d'une véritable inflammation phlegmoneuse de la tumeur et de la région correspondante ; la peau était chaude, rouge, tuméfiée. Je mis la malade au repos et fis le nécessaire en pareil cas : du quatrième au cinquième jour des accidents, la suppuration était certaine ; je fis une ponction avec un bistouri droit et une ouverture suffisante pour un gros tube à drainage : le pus s'écoula librement.

Huit jours après l'ouverture de l'abcès, alors que tout allait bien, on vint me chercher à la hâte pour voir ma malade, qui perdait beaucoup de sang par la plaie. Je me rendis immédiatement auprès d'elle, et effectivement le cataplasme qui était sur la plaie était couvert de sang.

J'interrogeai la malade et, après réflexion, je lui demandai si elle n'avait point ses règles. « Je ne sais ; peut-être, me répondit-elle ». J'examinai et je constatai que les règles étaient arrivées.

Les règles durèrent trois jours, l'écoulement sanguin par la plaie dura trois jours et disparut avec les époques.

L'état de la malade s'améliorait, la suppuration diminuait graduellement ; le mois suivant, les règles apparurent de nouveau et l'écoulement de sang par la plaie avec elles ; cet état dura trois jours comme la première fois.

Pendant neuf mois consécutifs, et régulièrement chaque mois, le même phénomène se produisit.

Au dixième mois, l'écoulement de sang par la plaie ou plutôt par le trajet fistuleux avait beaucoup diminué et n'était plus que de quelques gouttes de sang et d'une petite quantité de liquide séro-sanguin.

Les règles continuèrent et ont continué jusqu'à maintenant à se produire avec une régularité constante, qu'elles n'avaient jamais eue avant l'apparition des accidents dont nous nous occupons.

L'écoulement fistuleux intermittent a fini par disparaître vers le dix-huitième mois. Il est à remarquer que dans l'intervalle des règles, le trajet fistuleux ne laissait s'écouler aucun liquide. Une seule fois il fut le siège de douleurs assez vives pendant l'époque ; l'écoulement fut un peu plus abondant, puis les douleurs disparurent avec les règles.

La santé de la malade n'a jamais été meilleure que maintenant ; l'an dernier, je l'ai examinée pour la dernière fois. La région qui fut le siège des accidents que je viens de rapporter ne présente plus qu'une légère dépression de la peau, indice de la cicatrice de l'orifice fistuleux, et la palpation de cette région ne relève rien d'anormal.

OBSERVATION II

Hernie inguinale gauche de la trompe. — Salpingite correspondante. — Kélotomie et ablation de la trompe malade et de l'ovaire. — Guérison. — Fistule par où s'échappe, au moment des règles, du sang (1).

La nommée F. H..., âgée de 24 ans, entre le 24 janvier 1893 dans la salle Richard Wallace, à l'hôpital Tenon. Cette jeune femme est d'un aspect robuste ; elle a toujours habité la campagne. — Nous n'insisterons que sur ses antécédents génitaux.

Réglée pour la première fois à 16 ans, la menstruation n'a jamais été régulière : elle s'accompagnait toujours de phéno· mènes nerveux, de crises nerveuses au cours desquelles, suivant son expression, « il fallait quatre hommes pour la tenir ». Elle perdait à chaque époque menstruelle abondamment et pendant huit jours.

Il y a quatre ans, elle a accouché après trois jours de douleurs ; l'accouchement a été très difficile : on s'est servi du forceps. Néanmoins, huit jours après la délivrance, elle reprenait ses occupations de fille de ferme. Au bout de quatre semaines, elle commençait à souffrir du ventre et elle s'apercevait qu'elle portait à la région inguinale une tuméfaction venue spontanément, sans que son apparition pût être rapportée à un effort quelconque. Cette tuméfaction était douloureuse à la pression seulement ; mais depuis un an, elle est devenue beaucoup plus sensible, et ce sont ces douleurs incessantes dont elle est le siège, ainsi que son augmentation progressive de volume, qui engagent la malade à entrer à l'hôpital.

Ajoutons que depuis son accouchement, cette jeune femme a toujours un écoulement séro-purulent par le vagin et que les règles sont beaucoup moins abondantes et durent moins qu'auparavant (trois jours au lieu de huit).

(1) Communication de M. Guinard à la Société de chirurgie. — Séance du 1ᵉʳ février 1893.

État actuel. — A son entrée, nous constatons une tuméfaction considérable de la région inguinale gauche, sans change-
ment de coloration de la peau. On peut plisser la peau au devant
de la tumeur ; mais il est difficile d'explorer cette tumeur, à
cause des violentes douleurs que la moindre pression provoque
à ce niveau.

En introduisant avec précaution l'index dans le canal inguinal, on trouve une seconde tumeur qui semble tenir à la première
par un tractus et dont la pression est aussi douloureuse.

Cette dernière tumeur donne exactement la sensation qu'on
a chez l'homme lorsqu'on explore un testicule retenu en haut
du canal inguinal. — L'impulsion de la toux se fait sentir
surtout sur la tumeur supérieure qui bombe fortement dans le
canal inguinal.

Nous fondant surtout sur la douleur si vive de l'exploration,
nous arrivons par exclusion au diagnostic de hernie de la
trompe et de l'ovaire.

Opération. — La kélotomie est pratiquée le 27 janvier 1893.
— Nous arrivons avec peine sur une masse très saignante en
boudin. — Le sac péritonéal est très adhérent à la tumeur. En
le décollant avec l'ongle, on finit par arriver dans la cavité
abdominale. M. Guinard introduit alors un doigt dans le bassin
et reconnaît la corne utérine gauche. En remontant du côté
de l'anneau inguinal, il attire la portion saine de la trompe et
passe un fil de soie double au travers de ce pédicule qui relie
la tumeur à l'utérus. — Section de ce pédicule au thermocautère en dehors de la ligature. Pour libérer de même la tumeur
de son extrémité opposée, M. Guinard est conduit à attirer
l'ovaire, qui est à peu près doublé de volume, mais qui n'est
pas adhérent au péritoine. Il fait un pédicule comme précédem-
ment au-dessus de l'ovaire, et la tumeur est énuclée alors facilement. - Suture et résection du sac péritonéal, — suture des
piliers, de l'orifice inguinal et des parois du canal, — suture
de la peau, — pansement ordinaire.

Un catgute suppure et laisse une petite fistule à l'angle infé-
rieur de la plaie.

Le huitième ou dixième jour après l'opération, la surveil-
lante dit un matin que le pansement est traversé par une
hémorrhagie. En enlevant les pièces du pansement, je vois

couler par la fistule du catgut du sang noirâtre en notable
quantité. Je fais simplement un peu de compression. En même
temps la malade a ses règles par le vagin, ce qui permet d'établir un rapprochement, l'écoulement continue, mais très peu
abondant pendant trois jours et s'arrête spontanément sans
compression, en même temps que le cours des règles disparaît, et la fistule se ferme complètement et pour toujours.

Examen des pièces. — L'ovaire est doublé de volume. La
trompe est du volume d'un gros boudin; c'est de la salpingite
parenchymateuse; on trouve à la coupe trois abcès séparés les
uns des autres. La ligature porte sur la portion saine de la
trompe, qui est oblitérée au point où elle pénètre dans le canal
inguinal.

Huit jours après, la malade est en bonne voie de guérison.

OBSERVATION III

Serres (d'Alais). — Extirpation d'un volumineux kyste de
l'ovaire chez une femme de 30 ans. Le pédicule, qui était énorme,
fut saisi par le clamp.

Les suites de l'opération furent très simples : moins d'un
mois après la malade était rétablie. Cependant, elle a conservé
une petite fistule qui laisse écouler à chaque menstruation 8 à
10 gouttes de sang (*Gaz. hebd.*, 1869).

OBSERVATION IV

Prewitt (de Saint-Louis). — Femme de 39 ans, mère de
six enfants. Ovariotomie le 14 octobre 1875. Pédicule fixé au
dehors.

A la place du pédicule on aperçoit une petite tumeur rougeâtre et bourgeonnante qui, à chaque époque menstruelle,
devient le siège d'un écoulement sanguin assez abondant et
se continue pendant toute la durée de cette époque. Ce
curieux phénomène s'est renouvelé trois fois depuis l'opération
et n'a eu aucune influence sur la santé de l'opérée; celle-ci est
dans un état très satisfaisant (*Amer. Journ. méd. s-c* 1876
p. 422).

Observation V

(Duplay) E..., 39 ans. — Kyste multiloculaire ; opérée le 4 décembre 1879 à l'hôpital Lariboisière ; sortie le 7 février 1880. Le pédicule fut fixé au dehors.

Les règles viennent régulièrement et normalement. La cica-trice de l'abdomen paraît bonne ; mais, à chaque époque mens-truelle, elle devient le siège d'un suintement sanguin. Il se forme un petit bouton violet, l'épiderme se soulève et le suin-tement a lieu, au bout de cinq à six jours tout rentre dans l'ordre (Le Bec, loc. cit. *Traité des tumeurs*).

Observation résumée VI

Communiquée par M. le docteur Monod
(Thèse de Bourguelle 1884).

M..., âgée de 38 ans. — Ovariotomie pratiquée à la Salpê-trière le 30 octobre 1882. Kyste de l'ovaire gauche renfermant 5 à 6 litres de liquide brunâtre. Adhérences molles sur toute la périphérie de la tumeur. Pédicule large et mince laissé libre dans la cavité abdominale. L'intestin et le péritoine sont très rouges ; dans le petit bassin et entre les anses intestinales, on trouve de grosses masses compactes d'adhérences ressemblant à du fromage blanc ; elles sont détachées et enlevées sans presque donner de sang.

Pendant les cinq premiers jours l'élévation de la température est peu marquée.

6 novembre. La malade va bien. On enlève la moitié des sutures profondes et les sutures superficielles ; pas une goutte de sang.

Le 8 novembre, les dernières sutures sont enlevées ; la ma-lade passe dans la salle des convalescents.

Le 20, un abcès s'ouvre spontanément au niveau de la cica-trice ; il donne issue à une grande quantité de pus et ne se ferme que six semaines plus tard. La malade sort guérie. Bonne santé jusqu'au mois de mars 1883 ; à cette époque, au moment des règles, la cicatrice s'est rouverte au niveau du point où l'abcès s'était vidé, et il y a un léger suintement sanguin non purulent. Il en fut de même en avril et en mai. La malade se présente le 19 à M. Monod ; l'ouverture paraît complètement fermée.

4 août 1883. L'orifice persiste et, à chaque époque, donne passage à un peu de sang.

Dans l'intervalle, il se ferme, mais l'occlusion ne dure jamais plus de vingt-quatre heures ; il se rouvre et donne issue à quelques gouttes de sérosité rousse.

Examen de la malade par M. Monod : A égale distance de l'ombilic et du pubis, en pleine cicatrice, une ouverture en cul-de-poule donne issue à quelques gouttes de sérosité, tachant le linge. Au-dessous, en rapport avec la face profonde de la paroi abdominale, on sent une petite masse dure et mobile. Par le toucher vaginal et par le palper, on reconnaît que cette masse est en contact direct, intime, avec l'utérus, probablement avec la corne gauche.

Le 7 décembre, M. Monod trouvait une fistule dans laquelle le stylet pénétrait de 6 centimètres. Le trajet fut cautérisé.

M. Monod a revu cette malade le 3 février 1884. Elle a raconté que, quelques jours après la cautérisation, le trajet fistuleux était fermé ; le 15 décembre, les règles apparurent ; l'orifice de la fistule ne s'ouvrit pas.

Au mois de janvier également, il n'y eut aucun écoulement de sang par la cicatrice, et depuis elle est complètement guerie. A la palpation de l'abdomen, on sent encore cette petite masse, en rapport avec l'utérus, dont il est question plus haut.

OBSERVATION VII

(Due à l'obligeance de M. le professeur Terrier.)

**Fistule abdominale donnant du sang, consécutive
à une laparotomie pour hématocèle.**

La nommée Anne V..., femme M..., âgée de 33 ans, entre à la Pitié. salle Lisfranc, lit n° 7 *bis*, le 10 octobre 1900, pour une fistule donnant du sang, consécutive à une laparotomie pour hématocèle.

Antécédents. — Réglée pour la première fois à 14 ans, les règles furent périodiques, peu abondantes, d'une durée de quatre jours. Ne fut jamais malade. A l'âge de 20 ans, elle accouche d'une fille, actuellement âgée de 13 ans, bien portante

A la fin du mois d'avril 1898, la malade fut prise, après une longue course, de douleurs aiguës siégeant dans le petit bassin qui l'obligèrent à s'aliter pendant quelques jours, puis à entrer à l'hôpital Bichat, dans le commencement du mois de mai, salle Chassignac, dans le service de M. le professeur Terrier.

Le diagnostic porté fut : hématocèle; et, le 13 mai 1898, une laparotomie fut faite. (Il nous a été impossible d'avoir d'autres détails sur cette opération.)

La malade sortit de l'hôpital guérie, mais gardant à la place du drain une fistule.

De chaque côté de la fistule, il y avait une éventration. La malade porta une ceinture abdominale.

La malade raconte que, six semaines après, ses règles apparurent et furent périodiques.

Mais, fait particulier, deux jours avant l'écoulement par le vagin, du sang apparaît par la fistule en quantité assez abondante; cette hémorrhagie cesse en même temps que l'écoulement sanguin vaginal. (La durée totale est de 6 jours.)

C'est pour se faire débarrasser de cette infirmité qu'elle entre à la Pitié, le 10 octobre, salle Lisfranc, lit 7 *bis*.

On cautérise le trajet fistuleux et on le panse régulièrement.

Le 6 novembre, le sang par la fistule apparaît; les règles s'écoulent par le vagin le 8 et durent jusqu'au 11, date où s'arrête aussi l'écoulement par la fistule.

L'hémorrhagie par la fistule fut abondante; on continua les pansements, et, le 1er décembre, M. le professeur Terrier, aidé de MM. Gosset et Delage, fit une hystérectomie abdominale susvaginale.

Pendant l'opération, la malade a perdu beaucoup de sang; on lui fit une injection de 1,000 grammes de sérum ; les jours suivants, on fit l'aspiration par le drain.

Les 9, 10, 11 décembre, le sang apparaît dans le pansement, s'écoulant par le drain.

On enlève le drain et on le remplace par une mèche ; — on fait, le 12, une injection de 250 grammes de sérum; la température oscille entre 37°,5 et 38°,6 pour tomber à 37, le 14 décembre.

On lave par le drain à l'eau oxygénée, puis on fait des lavages à l'antipyrine.

Les 17 et 18 le sang vient de nouveau abondamment par le drainage; on fait une injection de 250 grammes de sérum.

Les lavages à l'antipyrine, continués jusqu'au 2 janvier, sont remplacés par des lavages à l'eau oxygénée.

Les 18 et 19, nouvel écoulement de sang par le drain.

Le 19, dans l'après-midi, on fit une injection de 1.000 grammes de sérum et le lendemain une de 500 grammes ; la température ce jour-là, fut de 39° — pour descendre, le 20, à 37°,8, puis à 37°.

Le drain est supprimé le 27 janvier; on panse la malade tous les jours, la plaie se ferme petit à petit et la malade sort guérie le 2 mars 1901.

CHAPITRE PREMIER

Observations et étude clinique

Nous allons rapporter deux observations tout à fait spéciales, dues à l'obligeance de M. Gérard-Marchant, prises en détail et avec l'examen des pièces enlevées.

Ici, ce n'est plus l'ovaire ni un moignon d'ovaire, ni un pédicule qui fournit le sang, mais bien, comme nous le verrons, une portion du tablier épiploïque qui est venu s'accoler puis adhérer, faire bouchon, en un mot, aux bords de la plaie abdominale après qu'on eut retiré le drainage fait par un mikulicz. Cette masse épiploïque est tout à fait indépendante de l'ovaire restant, et souvent de l'utérus lui-même, s'il existe encore. Ce n'est donc que l'épiploon seul qui fournit le sang à la fistule : cet épiploon, en effet, est congestionné et chroniquement enflammé ; les

bobules graisseux ont, en partie disparu, et des vaisseaux gorgés de sang et mal soutenus le parcourent
dans toutes les directions.

Ce sont ces faits nouveaux et intéressants qui
nous ont paru mériter la principale place dans cet
essai. Aussi, après avoir passé en revue les points
spéciaux à notre étude dans les deux seules observations que nous ayons trouvées malgré toutes nos
recherches, nous tâcherons d'établir le tableau clinique. Nous consacrerons trois autres chapitres à
l'étude de l'anatomie pathologique — de l'étiologie
et de la pathogénie, — du pronostic, du diagnostic
et du traitement.

OBSERVATION

(Due à l'obligeance de M. le docteur Gérard-Marchant).

**Fistule hémorrhagique consécutive à une laparo-
tomie pour annexite.**

Madame Caroline K. ., âgée de 40 ans, bijoutière, entre
le 18 avril 1899, à l'hôpital Boucicaut, dans le service de
M. le docteur Gérard-Marchant.

Cette malade, dont l'histoire est des plus intéressantes,
vient à l'hôpital pour se faire débarrasser d'une fistule
abdominale présentant des caractères tout à fait particuliers, tant au point de vue de la durée que des caractères de l'écoulement, qui se fait par la fistule, tous points
sur lesquels nous aurons à revenir plus loin.

Voici, rapidement résumée, l'histoire pathologique de
cette malade. Elle ne présente rien d'anormal dans ses
antécédents héréditaires. Elle a eu 3 enfants. A la suite

du deuxième accouchement qui remonte à l'année 1882, elle a eu dans toute la région pelvienne des douleurs assez marquées qui, depuis cette époque, ont toujours persisté avec plus ou moins d'intensité. Ces douleurs, qui s'exagéraient au moment des règles, ont constamment été plus marquées du côté droit.

C'est pour ces douleurs pelviennes siégeant dans les annexes droites que la malade est opérée une première fois en janvier 1897 par M. le docteur Palaillon, qui fait une laparotomie avec ovariotomie du côté droit.

Pendant un mois, la malade alla tout à fait bien, puis, d'après ce qu'elle raconte, six semaines après l'opération, la plaie s'ouvre, et il se fait un trajet fistuleux, en même temps que survient une éventration à la partie inférieure de la cicatrice.

En juillet de la même année, une nouvelle intervention est tentée par le même chirurgien pour détruire cette fistule et refaire à la malade une paroi abdominale solide.

Cette deuxième intervention avorte, et six mois plus tard, en janvier 1898, une troisième intervention fut pratiquée par le même chirurgien. — La malade ne peut donner aucun renseignement sur ce qui lui fut fait lors de ces deux dernières opérations.

Quoi qu'il en soit, elle conserve une fistule abdominale siégeant à la partie inférieure de l'abdomen et donnant passage non seulement à du pus et à de la sérosité, mais encore à du sang plus ou moins pur, écoulement mixte qui se reproduit dans des conditions tout à fait déterminées qu'il nous reste à décrire d'après une observation prise à l'hôpital Tenon, lorsque la malade vint pour la première fois se confier aux soins de M. le D<r> Gérard-Marchant.

Caroline K... entre donc à l'hôpital Tenon, salle Richard Wallace, le 9 novembre 1898 : son état général est satisfaisant ; pourtant la malade déclare avoir maigri notablement depuis sa dernière opération. A l'examen local,

on constate sur la ligne blanche, à peu près à mi-chemin
de l'ombilic et du pubis, une fistule à bord rougeâtre en
cul de poule largement ouverte, qui laisse pénétrer facilement la sonde cannelée sur une longueur d'environ
deux centimètres et demi. La sonde est arrêtée profondément sans que cette exploration soit douloureuse et
sans qu'elle donne aucune espèce d'indication. Par
contre, la fistule est spontanément le siège d'élancements très douloureux, même pénibles au dire de la
malade. Elle laisse écouler la plupart du temps un liquide séro-purulent présentant les caractères habituels
de toutes les sécrétions des trajets fistuleux de la région.
Mais il est un fait d'un caractère particulier et bien
digne de fixer l'attention : c'est qu'au moment des époques (la malade est restée périodiquement et normalement réglée), il s'écoule une quantité plus ou moins
abondante de sang à peu près pur par l'orifice fistuleux.

Cet écoulement sanguin apparaît au moment de la congestion menstruelle et disparaît en même temps que
finissent les règles. Il y a donc là une relation indéniable
entre la congestion ovarique et l'hémorrhagie par la fistule. Dans l'intervalle des règles, la malade accuse des
pertes blanches qui, par périodes, sont légèrement tein-
tées de sang.

En présence de tous ces phénomènes, il est tout naturel
de songer à s'assurer de l'état de l'utérus et des annexes
restantes.

Le toucher vaginal permet de constater que le col utérin est augmenté de volume, un peu irrégulier, légèrement induré. L'utérus paraît adhérent vers son fond ; on
le mobilise avec difficulté et les mouvements d'abaisse-
ment, en particulier, paraissent très limités. — Les annexes gauches paraissent à peu près normales.

En présence de cet état, en présence du trajet fistuleux
abdominal et de l'adhérence du fond de l'utérus au niveau de l'orifice profond de la fistule, M. Gérard-Mar-

chant pense qu'il s'agit d'une fistule abdominale entre-
tenue par des adhérences établies entre le fond utérin et
la paroi abdominale. On décide de pratiquer l'hystérectomie vaginale pour supprimer du même coup l'utérus
malade et la fistule qu'il entretient. Cette intervention se
légitime d'autant plus que les caractères d'induration,
d'irrégularité que le doigt rencontre au niveau du col
laissent quelque place au doute en ce qui concerne un
début d'épithélioma.

4ᵉ opération. — Le 18 novembre 1898. — Ethérisation,—
hystérectomie vaginale. Tous les temps opératoires s'ef-
fectuent assez aisément; l'utérus et les annexes gauches
sont abaissés et sectionnés facilement. On passe une
mèche de gaze iodoformée par le trajet abdominal et elle
ressort par l'orifice vaginal. Toute crainte au point de
vue épithélioma disparaît : l'utérus enlevé est manifestement fibromateux.

20 novembre. — Les suites opératoires sont des plus
simples. La malade n'a pas de réaction fébrile; les pinces
sont enlevées sans incident.

22 novembre. — On retire la mèche par l'orifice abdominal et on la remplace par une mèche moins longue,
abdominale seulement. Les jours suivants, l'état général
étant parfait, la mèche abdominale est raccourcie à
chaque pansement. La fistule abdominale se comble peu
à peu et, le 12 décembre, la plaie paraît fermée et complètement cicatrisée.

Il n'en est rien; les douleurs siégeant dans le petit bassin ont bien disparu après cette intervention, mais, au
bout d'un certain temps, (la malade ne peut préciser
exactement), du sang reparaît par le bas de la cicatrice
ouverte de nouveau. — Cet écoulement qui, dans les
mois antérieurs, avait revêtu certaine allure périodique,
survenant régulièrement au moment des époques, devient
irrégulier et capricieux, et la malade voit alterner dans
les objets de son pansement la sécrétion purulente avec
l'hémorrhagie.

C'est désolée de cette infirmité, qu'elle entre, le 18 avril 1899, à l'hôpital Boucicaut, dans le service de M. Gérard-Marchant.

A cette époque, le sang coule à peu près constamment par la fistule, mais il paraît couler en moins grande abondance qu'avant la dernière opération.

La malade n'accuse aucun écoulement sanguin par le vagin. On décide une nouvelle et cinquième opération.

Le 21 avril. — Ethérisation. — Incision elliptique au niveau de la fistule abdominale et la circonscrivant.

Ablation de la paroi abdominale autour de l'orifice fistuleux. — Profondément, et le péritoine une fois ouvert, on trouve que le fond de la fistule adhère intimement à une masse dure que l'on reconnaît pour être de l'épiploon chroniquement enflammé, épaissi et fortement congestionné. On passe une soie en chaîne à l'union des parties saines et des parties malades et on resèque tout le segment d'épiploon adhérent à la fistule (*voir fig. 1*). — Drainage de la plaie avec un mikulicz. — Suites opératoires parfaites pendant les quatre ou cinq jours qui suivent l'opération : la température oscille entre 37° 5 et 38° pour tomber à 37 le 1er mai. La fistule qui correspond à la place du mikulicz donne, dans les jours qui suivent l'ablation des fils, issue à un léger écoulement sanguin. Cette hémorrhagie paraissant, d'ailleurs, insignifiante, s'arrête bientôt en même temps que le trajet fistuleux se comble.

La malade part au Vésinet le 13 mai, se croyant guérie. Pendant son séjour au Vésinet, elle est prise de phénomènes nerveux qui ne présentent aucun caractère défini ; elle accuse des vertiges, des maux de tête, et il paraît même qu'elle a été sujette, à plusieurs reprises, à des pertes de connaissance, accidents que l'on peut mettre sur le compte de l'ablation des ovaires.

Mais, chose plus importante, elle a continué à perdre du sang par l'orifice abdominal et elle rentre à nouveau à l'hôpital le 30 mai 1899.

Planche I

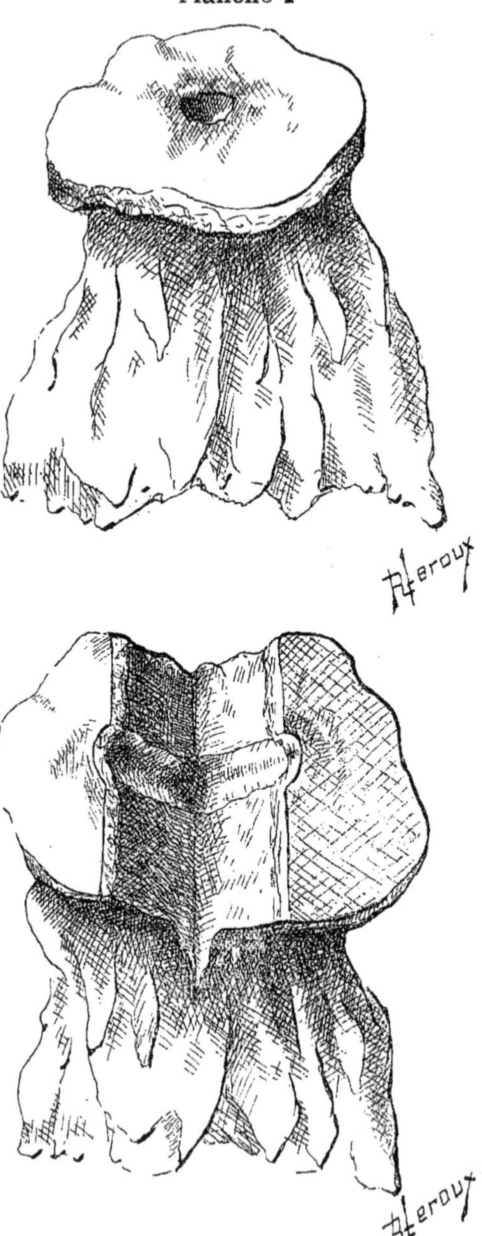

Fistule et épiploon enlevés à la 5ᵉ opération.

Planche II

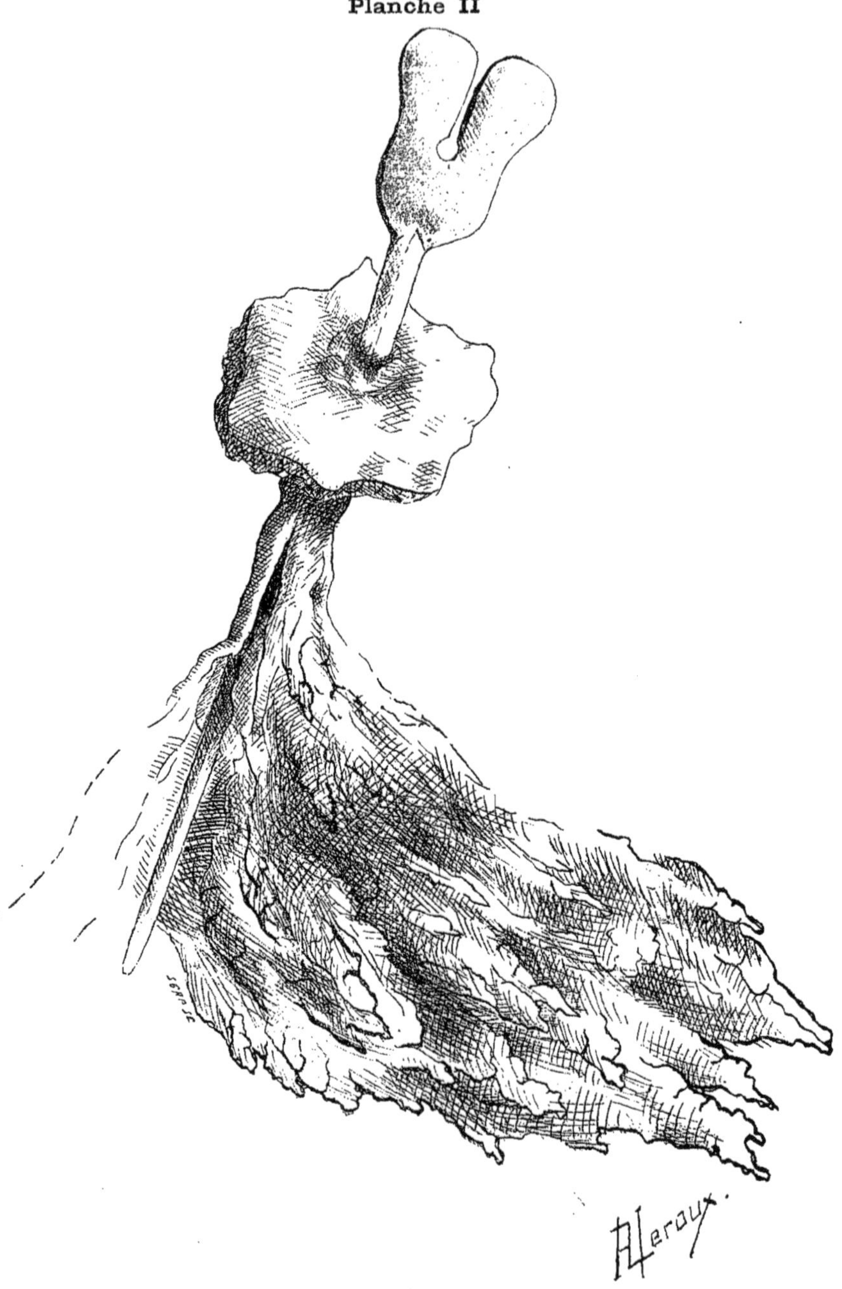

Epiploon enlevé à la 6e opération.

A l'examen, on sent, derrière la paroi abdominale, une masse adhérente qui est difficilement délimitable ; cette masse est perceptible par le toucher vaginal.

Le 5 juin. — Dans une sixième et dernière opération calquée sur la précédente, on trouve exactement les mêmes lésions, c'est-à-dire un bouchon d'épiploon chroniquement enflammé, en forme, cette fois, d'entonnoir à pavillon interne (voir figure 2). Résection exactement de la même manière que la dernière fois. — Mikulicz. — Suture. — Suites opératoires parfaites et définitives.

La malade quitte l'hôpital le 30 juin 1889 complètement guérie. La malade, revue il y a un an, va bien.

OBSERVATION

(Due à l'obligeance de M. le docteur Gérard-Marchant).

Fistule hémorrhagique consécutive à une laparotomie pour hématosalpinx.

Mme P..., âgée de 41 ans, blanchisseuse, entre dans le service du docteur Gérard-Marchant, salle Pasteur, lit n° 7, le 31 décembre 1899.

La malade ne présente rien à relever dans ses antécédents héréditaires.

Elle a eu douze frères et sœurs, dont six, ses aînés, sont morts dans leur jeune âge ; les autres se portent bien.

Comme antécédents personnels, la malade présente à son actif une otite survenue vers l'âge de 5 ans. Cette otite avait entraîné la surdité, qui persista, malgré tous les traitements, jusque dans sa vingt-cinquième année, époque à laquelle elle recouvra l'ouïe.

Les premières règles de la malade apparurent à l'âge de 12 ans ; — elles furent, depuis, toujours régulières, peu abondantes, d'une durée moyenne de deux à trois jours seulement — mais elles étaient toujours très douloureuses.

A l'âge de 20 ans, la malade devient enceinte et accouche d'un garçon qui meurt 24 jours après sa naissance.

Les suites de ses couches furent normales ; les règles revinrent six semaines après.

Depuis cette époque, la malade n'a présenté ni nouvelle grossesse, ni aucun trouble utérin. Il y a deux ans environ, le 1er décembre 1899, la malade a commencé à ressentir, dans le ventre, des phénomènes douloureux pour lesquels elle entra à l'hôpital.

Etat actuel. — La malade raconte que, quelques jours avant son entrée, elle fit une chute du haut d'un escabeau ; c'est depuis ce jour qu'elle ressentit des douleurs dans le ventre. Ces douleurs, au début vagues et mal localisées, augmentèrent d'intensité dans les jours qui suivirent, en même temps qu'elles parurent se localiser ou, en tout cas, devenir beaucoup plus marquées dans le côté gauche du petit bassin. La malade les compare tantôt à des élancements (comme des coups de couteau) à d'autres moments à des douleurs d'enfantement.

Deux jours après son entrée à l'hôpital, c'est-à-dire le 5 décembre, les règles apparaissent et les phénomènes douloureux semblent s'être calmés. Les phénomènes physiques persistent.

Signes physiques. — A la simple inspection de l'abdomen, on note un léger ballonnement du ventre. À la percussion, on trouve de la sonorité, sauf dans toute une zone qui correspond au côté gauche du petit bassin et qui remonte à quatre travers de doigt environ au-dessus de l'arcade de Fallope ; dans toute cette zone, le doigt relève une matité absolue.

La palpation permet également de délimiter, quoique d'une façon vague, une tumeur arrondie immobile, qui paraît s'enfoncer dans le petit bassin et dont l'exploration est difficile à cause du ballonnement, de la contraction de la paroi et de la grande sensibilité de cette région. Il est impossible de sentir la fluctuation à ce niveau.

Le toucher vient corroborer et compléter les données fournies par le palper abdominal : le doigt rencontre un utérus dont le col paraît normal. Le corps utérin est difficile à délimiter, surtout du côté gauche, où il adhère à une masse dure et rénitente qui le dévie légèrement vers le cul-de-sac latéral droit. Cette masse rénitente ne présente pas de point ramolli perceptible au doigt. Les légers mouvements que l'on peut imprimer à l'utérus semblent se transmettre à la tumeur.

Le diagnostic porté fut hématosalpinx. Le 11 décembre 1899, c'est-à-dire six jours après l'apparition des règles, la malade est opérée. Ethérisation. — Laparotomie médiane sous-ombilicale ; — après ouverture du péritoine, on tombe sur une masse arrondie, légèrement allongée, ayant toutes les apparences d'un kyste sanguin à parois minces, de coloration bleuâtre, tandis que, en haut et à droite, on aperçoit toute une série de petits kystes surajoutés, d'aspect et de contenu séreux. L'ensemble de ce kyste hématique rappelle vaguement la forme d'une énorme aubergine dont la grosse extrémité regarde l'ombilic.

On ponctionne ce kyste avec le trocard moyen ; il s'écoule environ 1300 grammes de sang et de sérosité. On libère, vers la partie supérieure, les adhérences qui existent entre le kyste et l'intestin. A droite, le kyste est également fixé au grand épiploon, que l'on sectionne entre deux pièces ; la main peut alors faire le tour de la tumeur kystique et reconnaître ses rapports. Dans cette exploration, le doigt est arrêté en avant, au niveau de la face postérieure de la vessie, qui a contracté avec le kyste des adhérences assez lâches.

Destruction de ces adhérences avec le doigt coiffé d'une compresse. La vessie une fois libérée, on aperçoit

un cordon arrondi de la grosseur d'une plume d'oie, qui
paraît courir obliquement sur la tumeur, de bas en haut,
de droite à gauche. Ce cordon se perd insensiblement en
s'étalant et se confond avec le pôle supérieur de la tumeur. Celle-ci n'est, d'ailleurs, que la dilatation de ce
cordon qui n'est lui-même que la trompe gauche.

L'examen du kyste, après ablation, montre, en effet, que
l'on a affaire à une trompe dilatée à son extrémité ampul-
laire. Le cathétérisme fait par la partie arrondie du cordon
permet au stylet de venir sortir dans la poche de l'hématosalpinx. — Ablation — ligature — mikulicz. Le drainage
est enlevé au quatrième jour et l'on panse la malade tous
les quatre jours. La fistule du drainage persiste.

Le 17 janvier 1900. — La malade sort de l'hôpital avec
une cicatrice parfaite, sauf en un point situé à égale distance de l'ombilic et du pubis, où il persiste une fistule
non douloureuse donnant passage à un liquide séropuru·
lent. Les règles reviennent le 17 avril et, en même temps
que leur réapparition, survient un nouveau phénomène
d'une importance capitale : c'est la transformation du
liquide qui s'écoulait par la fistule. En effet, pendant les
quelques jours de la période menstruelle, le liquide sor-
tant de la fistule présente des caractères nettement hémorrhagiques, avec des alternances de plus et de moins,
tantôt simplement strié de sang, tantôt sanguinolent.
Ces caractères hémorrhagiques de l'écoulement disparais-
sent en même temps que prennent fin les règles ; durée :
quatre jours. Ces mêmes accidents (apparition de sang
par la fistule au moment du flux menstruel) se reprodui-
sent régulièrement jusqu'en décembre 1900 ; puis, pendant deux mois consécutifs, la malade n'a plus ses
règles.

En mars 1901, elle les voit reparaître plus abondantes
et très douloureuses, et en même temps, de nouveau l'orifice fistuleux de la paroi abdominale donne passage à
un écoulement sanguinolent ; durée : cinq jours. A partir

de ce moment, les règles reprennent leur périodicité, ainsi que les accidents fistuleux.

Le 18 mai 1901, la malade entre à l'hôpital pour obtenir la cure de cette fistule hémorrhagique.

Le 23 mai. — Ethérisation. On circonscrit au bistouri l'orifice autour de la fistule et on suit à travers les différents plans de la paroi abdominale le trajet fistuleux jusqu'à l'utérus. On se rend compte que le fond du trajet adhère fortement à l'épiploon chroniquement enflammé et très vascularisé. On met deux mikulicz que l'on enlève le quatrième jour; on panse tous les trois jours. A la suite de l'ablation des mikulicz, le malade conserve une fistule qui ne donne guère que de la sérosité et qui se ferme peu à peu définitivement le 26 juillet. Les règles reparaissent le 1ᵉʳ juillet et sont revenues régulièrement depuis, n'entraînant aucun phénomène douloureux. La malade, revue depuis, est complètement guérie.

D'après les deux observations que nous venons de rapporter, il serait téméraire de vouloir établir un tableau clinique caractéristique et complet des fistules hémorrhagiques épiploïques.

Nous ne voyons, en effet, aucun symptôme qui, du premier coup, puisse faire songer à l'épiploon comme source de l'hémorrhagie et cause de l'entretien de la fistule.

Néanmoins, en tenant compte de certains caractères particuliers de ces fistules : leur évolution, leur mode d'écoulement, du peu d'abondance des hémorrhagies, nous trouverons là des signes cliniques tout à fait intéressants et spéciaux qui pourront donner l'éveil au chirurgien, surtout dans les cas où l'on a fait une hystérectomie totale.

Le trajet fistuleux est essentiellement stationnaire ; il n'a aucune tendance à la guérison spontanée, car il est formé par du tissu cicatriciel qui ôte à ces parties la condition indispensable pour leur guérison.

Ce n'est plus, ici, des fistules ulcéreuses comme elles l'ont été au début, ni des fistules banales remplies de bourgeons charnus saignant facilement, ni non plus des fistules remplies de tissus fongueux, mais bien au contraire des fistules à parois lisses et transformées en un canal non saignant. Ce sont des fistules par cicatrisation défectueuse. Quelle différence avec les fistules ovariques, qui ont presque toujours tendance à plus ou moins bien se cicatriser, à se fermer d'elles-mêmes.

L'orifice externe des fistules épiploïques siége à mi-chemin de l'ombilic et du pubis, endroit où il y avait le mikulicz. Cet orifice externe est rougeâtre, sans bourgeon charnu, sans membrane pyogénique ; c'est un tissu presque organisé qui le forme ; malgré cela, il a cependant quelque tendance à se fermer en dehors des écoulements par une légère pellicule, comme le montrent les observations, mais pour se rouvrir bientôt.

La fistule existe ; elle est ainsi transformée en fistule borgne interne, et c'est ce qui explique sa réouverture facile.

Nous voyons aussi, dans ces observations, comment se sont établies ces fistules. La laparotomie

et le drainage surtout en sont les auteurs princi-
paux.

Le drainage, en effet, même quand la cicatrisation
s'opère régulièrement, laisse en ce point une paroi
peu résistante donnant naissance souvent à des
éventrations, ou, plus rarement il est vrai, à une fistule plus ou moins persistante. Cette fistule s'établit
surtout quand, pendant l'acte réparateur, un liquide
(sérosité ou sang) vient à se faire jour ou à s'écouler
par elle.

Pour les fistules qui nous occupent, le sang venant
de l'épiploon (chose que nous tâcherons de prouver)
fait ici office de corps étrangers, et par son écoulement périodique ou irrégulier du début, empêche la
fermeture et entretient la béance du canal qui s'or-
ganisera plus tard.

L'hémorrhagie offre aussi des caractères cliniques
particuliers : Tantôt elle a lieu d'emblée, la fistule
existant sous forme de fistule ulcéreuse, et la malade est toute surprise de trouver du sang dans son
pansement, comme dans l'observation de Mme P...

Tantôt, au contraire, la cicatrisation avait paru
normale, la plaie était fermée superficiellement, et,
au moment, soit du premier retour des règles si on
a laissé un ovaire, soit d'une congestion d'une autre
origine dont nous aurons à donner, dans l'anatomie
pathologique, l'explication, la cicatrice s'entr'ouvre
au point où était le mikulicz, pour laisser passer le
flux sanguin, comme cela arriva après les deux interventions chez Mme Caroline K...

Ces fistules ne donnent pas toujours issue à du

sang pur; la sécrétion peut être du pus ou de la sérosité purulente, puis, au moment des règles, elle devient sanguinolente ou du sang pur.

Ces apparitions de sang par la fistule sont périodiques et coïncident avec les règles quand un ovaire persiste, comme on peut le lire dans les deux observations. Mais un fait clinique particulier à signaler observé après la 5e intervention chez Mme Caroline K., où M. Gérard-Marchant fit l'hystérectomie vaginale, c'est l'apparition irrégulière, capricieuse, puis continue des écoulements sanguins après l'ablation totale des organes génitaux.

Tous ces phénomènes cliniques n'ont qu'une médiocre importance pour éclairer le diagnostic avec les fistules ovariques ; ce ne sont que de petits détails, qui méritent cependant d'être notés.

Il est un autre signe auquel nous attachons plus de valeur: c'est la quantité de sang écoulée par la fistule.

Dans nos deux observations, cet écoulement n'a jamais été abondant et s'est réduit souvent à quelques gouttes, qui, se mélangeant à la sérosité, s'écoulent par la fistule. Quelle différence avec les abondantes hémorrhagies de la catégorie précédente, ayant l'ovaire ou un ovaire mouché pour origine. Dans les observations de M. Guinard et de M. Turgis, le pansement fut traversé. Dans celle de M. le professeur Terrier, on fut obligé de faire jusqu'à 1000 grammes d'injection de sérum. Mais, ici, la cause des hémorrhagies est inconnue.

La pauvreté des hémorrhagies s'explique facile-

ment dans nos cas : en effet, les cinq à six centimètres d'épiploon adhérent formant un moignon
derrière la fistule, quoique très vasculaires par leur
inflammation chronique, ne pourront pas saigner
autant qu'un ovaire, organe vasculaire par excellence,
surtout au moment des époques.

Cependant un dernier signe clinique décrit et vé-
rifié dans nos deux observations nous paraît avoir
une réelle valeur : c'est la présence derrière la fistule d'une masse adhérente à elle, de la grosseur
d'un œuf, ou étendue en gâteau, perceptible à travers
la paroi abdominale et par le toucher vaginal, difficile à délimiter. Cette masse, comme il est prouvé
par les trois interventions de nos deux observations, n'est autre que l'épiploon adhérent et chroniquement enflammé. Cette particularité anormale,
siégeant à la base d'une fistule donnant du sang,
permettra le plus souvent de faire le diagnostic exact
de fistule hémorrhagique épiploïque.

En résumé, ces formes abdominales de fistules
hémorrhagiques épiploïques, quoique vagues au point
de vue clinique, pourront, par quelques caractères
particuliers que nous venons de signaler et surtout
par la présence d'une masse adhérente derrière la
fistule, pourront, disons-nous, être distinguées et
différenciées des fistules hémorrhagiques ovariques
qu'elles simulent.

CHAPITRE II

Anatomie pathologique.

Malgré toutes les recherches que nous avons faites, il nous a été impossible de trouver des travaux ayant trait à des fistules abdominales hémorrhagiques suites de laparotomie, dans lesquels on attribue l'écoulement sanguin par les fistules à une autre cause que celle invoquée par nous dans la première partie de cette étude, c'est-à-dire persistance d'ovaire ou fragment d'ovaire.

Le but de ce travail est précisément de prouver qu'il existe une autre cause à ces hémorrhagies. Cette cause serait, dans certains cas, l'épiploon adhérent à la fistule et chroniquement enflammé.

Ces lésions d'épiploïte chronique, avec congestion et dilatation vasculaire ont été le point de départ d'un travail fait dans le service de M. le docteur Gérard-Marchant par M. le docteur Ernest Reynier, qui a décrit cette variété sous le nom d'épiploïte hémorrhagique.

Dans cette thèse de M. Reynier figure l'observation

résumée de notre malade, Caroline K...; nous empruntons à ce travail l'examen histologique du bouchon d'épiploon enlevé dans la 5ᵉ opération.

Cet examen a été fait par M. le docteur H. Blanc (chef du Laboratoire du service).

Le segment d'épiploon enlevé se présente sous l'apparence d'un champignon dans lequel on aurait creusé un canal central. Ce canal représente le trajet fistuleux par lequel se faisaient la sécrétion purulente et l'écoulement sanguin intermittent ou continu.

La fistule est organisée en un véritable canal; c'est une fistule par cicatrisation défectueuse. Il n'y a pas dans ce trajet, de bourgeons charnus, pas de vaisseaux dilatés, pas de formation angiomateuse comme il arrive dans certains cas, rien, en un mot, qui permette de faire jouer un rôle, si petit soit-il, à la paroi dans l'origine de l'hémorrhagie.

Tout autour de la partie interne de la fistule, est l'épiploon adhérent.

« Sur les coupes, faites au niveau même du fond de la fistule, on aperçoit toutes les lésions de l'épiploïte chronique simple. Les tractus conjonctifs, minces et déliés à la périphérie, deviennent épais et sont parcourus de traînées embryonnaires plus ou moins marquées. »

« En se rapprochant du centre de la coupe, on tombe sur de véritables nodules inflammatoires. Ces amas embryonnaires en train de s'organiser en tissu fibreux sont parcourus par des faisceaux de fibres conjonctives adultes, qui ne sont autre chose que les travées conjonctivo-vasculaires de l'épiploon chroniquement enflammé que nous avons vues minces et déliées sur les limites de la préparation. »

« Çà et là on aperçoit des vaisseaux béants, dilatés, gorgés de sang et cette béance et cette dilatation ne sont pas une des particularités les moins intéressantes, puisqu'elles nous expliquent la facilité avec laquelle ce bloc d'épiploon chroniquement enflammé donnait naissance à des hémorrhagies. »

A côté de cet examen d'épiploïte chronique, il nous semble bon de rapporter l'examen d'une coupe d'épiploïte aiguë faite par M. Blanc dans la thèse de M. Reynier.

Deux éléments frappent tout d'abord :

La dilatation des vaisseaux et l'infiltration hémorrhagique. Les vaisseaux sont gorgés de sang et leur coupe transversale est arrondie.

On constate ensuite une dilatation énorme de nombreux vaisseaux capillaires dont la paroi est très mince et leur assemblage donne, par places, l'aspect d'un angiome.

De plus, les moindres vaisseaux, si petits soient-ils, sont gorgés de sang, et les fentes de tissu conjonctif, bordées de cellules plates aussi transformées en acvités plus ou moins grandes, sont pleines de sang.

Quant à l'infiltration hémorrhagique, elle se présente par nappes plus ou moins étendues. Au milieu d'elles le tissu conjonctif montre ses faisceaux dissociés en tractus d'épaisseur variable présentant la disposition d'un réticulum dont les mailles seraient pleines de sang.

En résumé, nous pouvons dire qu'il existe une variété d'épiploïte chronique oú dominent les foyers congestifs et les lésions vasculaires : les vaisseaux, dilatés, béants, gorgés de sang, se rompant sous une influence congestive difficile à préciser, deviendront le point de départ des hémorrhagies.

CHAPITRE III

Étiologie et pathogénie.

Dans la première variété de fistules hémorrhagiques, la condition de l'écoulement sanguin est
facile à déceler. Il s'agit tantôt d'un ovaire, tantôt
d'un restant d'ovaire oublié, tantôt d'un pédicule
pris dans la cicatrice. L'accord des auteurs est parfait
sur ce point et il n'y a aucun doute sur l'origine du
sang.

Il n'en est pas de même pour la deuxième variété,
qu'il nous reste maintenant à interpréter. Dans celle-
ci, la fistule donne passage à un écoulement sanguin
plus ou moins abondant, périodique ou continu et
cependant l'ovaire ou même les ovaires ont été complètement enlevés. Il semble donc impossible d'incriminer ces organes comme cause. On ne peut pas
non plus accuser les parois de la fistule ; certes, au
début, ces trajets ont commencé par être ulcéreux ou
fongueux même, mais ils se sont organisés et, comme
nous l'avons montré au chapitre précédent, tout le

trajet de la fistule est tapissé d'un tissu cicatriciel, ce qui élimine tous les doutes.

Du reste, dans les deux cas que nous publions, on a trouvé, au fond de la plaie abdominale, sous le péritoine, un moignon d'épiploon adhérent et constituant manifestement le point de départ de l'hémorrhagie par la fistule.

Par conséquent, nous sommes en présence d'hémorrhagies causées nettement par l'épiploon qui adhère au fond de la fistule, et cet épiploon est chroniquement enflammé.

Il nous reste à déterminer les conditions qui président aux adhérences de l'épiploon, conditions banales, que nous traiterons rapidement ; mais ce qu'il est plus difficile de déterminer avec le peu d'observations que nous possédons, et le plus important à connaître, ce sont les causes de l'afflux sanguin et de la rupture des vaisseaux au niveau de l'épiploon.

Il est certain que le point de départ des adhérences épiploïques en dehors de toute inflammation antérieure est le drainage. Ce drainage a été placé tantôt par sûreté, afin d'éviter une hémorrhagie en nappe après les hématosalpinx — hématocèles — kystes hématiques de l'ovaire — tantôt par nécessité, pour tarir les dernières gouttes de pus et leur donner une voie d'écoulement après les pelvipéritonites, — les kystes suppurés de l'ovaire, — les grosses salpingites suppurées. Dans ces derniers cas, l'épiploon était déjà enflammé avant l'opération ; il pouvait y avoir des adhérences antérieures avec l'uté-

rus et l'intestin. Aussi les adhérences post-opératoires s'en établiront-elles d'autant plus facilement
autour du mikulicz.

Dans tous ces cas, le mikulicz, où un drainage,
joue le rôle de corps étranger et, quoique aseptique,
irrite les tissus au contact desquels il se trouve ;
ceux-ci s'enflamment et les adhérences ont lieu.

Presque toujours, au moment où l'on enlève le
mikulicz, on constate que des adhérences épiploïques se sont faites tout autour du drainage et c'est
un moignon d'épiploon qui vient fermer l'orifice et
faire corps avec lui.

Aussi, dans les cas de drainage par sûreté contre
un léger écoulement en nappe, il paraît préférable
de ne laisser le drain que quarante-huit heures et
même de le réduire au minimum : vingt-quatre
heures si c'est possible.

Ainsi aurons-nous plus de chance d'éviter les
adhérences.

Il nous reste à expliquer pourquoi l'épiploon
saigne et la régularité, dans certains cas, des hémorrhagies.

Nous avons vu que l'écoulement sanguin par l'orifice abdominal survenait plus abondant au moment
des règles, surtout quand les malades ont conservé
un ovaire ; l'observation de Mme Caroline K... nous
montre la diminution de l'écoulement et son irrégularité après l'ablation de l'utérus et de l'ovaire qui
restait.

Deux cas se présentent donc à expliquer. Dans le
premier, l'écoulement par la fistule est abondant et

périodique et coïncide avec l'écoulement par le vagin.

D'autre part, nous avons vu que le fond de la fistule et l'épiploon étaient plus ou moins fusionnés avec le segment supérieur de l'utérus et aurait avec lui, par suite du fusionnement, des rapports vasculaires.

Au moment de la congestion ovarique ou par réflexe partie de l'ovaire ou d'un moignon de l'ovaire, il nous est permis de penser que l'utérus se congestionne et transmet par les vaisseaux de nouvelle formation, suites des adhérences, l'augmentation de pression sanguine au bouchon épiploïque.

Cela nous explique pourquoi, à ces époques, les hémorrhagies étaient plus abondantes, périodiques et cessaient avec le flux menstruel vaginal, preuve que la congestion ovarique se répercutait facilement sur l'épiploon adhérent.

Dans le deuxième cas (observation de Mme Caroline K..., cinq interventions), il n'y a plus d'ovaire à incriminer; les annexes et l'utérus sont absents.

Les hémorrhagies sont persistantes et moins abondantes; aussi ne pouvons-nous invoquer comme processus pathogénique qu'une espèce d'habitude, qu'une sorte de congestion réflexe se produisant à des intervalles irréguliers, puisque l'ensemble des phénomènes nerveux qui président à la congestion ovarique périodique, laquelle se compliquait de congestion épiploïque, n'a plus raison d'exister.

Ne pourrait-on pas ne voir là que des hémorrhagies supplémentaires, par suite de la suppression du flux cataménial, sorte d'hémorrhagies pléthoriques?

Il nous paraît qu'on pourrait faire rentrer ces hémorrhagies dans la classe des hémorrhagies supplémentaires qui surviennent à la suite d'ablation des annexes. L'épiploon chroniquement enflammé est un lieu de moindre résistance et il saigne d'autant plus facilement.

Au bout d'un certain temps, parfois à des époques périodiques, les congestions habituelles s'exagèrent, une nouvelle hémorrhagie s'effectue au niveau des mêmes points et une habitude morbide s'établit. Dans la suite, la moindre augmentation de la tension donnera lieu à des hémorrhagies, d'où les irrégularités et le caprice des écoulements, comme le montre l'observation de Mme Caroline K...

Nous avons beaucoup de tendance à croire que dans les cas que nous avons eus sous les yeux, où l'épiploon saignait concurremment avec l'utérus lorsque cet organe et un ovaire existaient encore, il s'agissait d'hémorrhagies épiploïques que nous nommerons complémentaires.

Dans les cas, au contraire, où l'écoulement sanguin par la fistule ne se fera pas à des périodes régulières, chez des malades où les annexes et l'utérus ont été supprimés, il nous semble que nous pouvons invoquer comme explication pathogénique de l'hémorrhagie, une congestion réflexe du petit bassin, une sorte d'habitude, que l'épiploon malade a prise, de saigner; nous appellerons volontiers ces hémorrhagies : supplémentaires.

Les malades perdent, dans ces circonstances, du sang par leur fistule abdominale à la faveur des

sions d'épiploïtes chroniques hémorrhagiques comme on voit certaines malades qui ont subi une ovariotomie double avoir, en dehors des bouffées congestives et des troubles nerveux, des hémorrhagies supplémentaires par le nez, le poumon, etc., etc.

CHAPITRE IV.

Pronostic. — Diagnostic. — Traitement.

Pronostic. — Toutes ces fistules, soit ovariques, soit épiploïques, sont plutôt une infirmité qu'une maladie. Leur pronostic est, en général, bénin, en dépit des ennuis causés par leur longue durée et leur difficulté d'occlusion. Nous avons vu des malades rester quatre et cinq ans sans avoir d'autre incident que les hémorrhagies.

Pourtant, elles peuvent présenter une gravité relative dans certains cas, par exemple dans les suivants : — 1° Le passage du sang faisant office de corps étranger empêche la cicatrisation ou fait rouvrir la plaie. — 2° L'abondance des hémorrhagies peut être grave, surtout pour les fistules où l'ovaire ou un restant d'ovaire est la source de l'écoulement. — 3° La récidive possible de la cause de l'hémorrhagie, c'est-à-dire l'épiploon qui redevient adhérent et qui, de nouveau enflammé, donne lieu à des écoulements sanguins, est à craindre, comme cela a lieu dans l'observation de Mme Caroline K.... —

4° Cette fistule permanente peut être une porte d'en
trée aux infections.

Dans ces différents cas, le pronostic peut être plus
sérieux, surtout à cause des interventions répétées
qui sont quelquefois nécessaires pour arriver à la
guérison.

Diagnostic.— Le diagnostic, comme nous l'avons
vu au chapitre de l'étude clinique, n'est pas des plus
faciles. En effet, en présence d'une fistule abdominale hémorrhagique consécutive à une laparotomie
pour lésion pelvienne, nous devons, avant de songer
aux causes rares d'hémorrhagie par la fistule, nous
demander s'il ne s'agit pas tout simplement d'un
suintement sanguin d'origine banale.

Nous savons qu'on peut rencontrer des écoulements sanguins, de minime importance, d'ailleurs,
par les fistules abdominales, et dont l'origine est
dans la paroi même. C'est à cet ordre de petites
hémorrhagies qu'appartiennent les écoulements sanguins dans les fistules dites ulcéreuses. On voit
également ce même phénomène se produire dans
certaines fistules dont les parois revêtent l'aspect
angiomateux.

Onne prendra pas pour une fistule hémorrhagique
vraie une fistule banale au fond ou à l'orifice de
laquelle on trouvera un bourgeon charnu saignant
au moindre contact.

Enfin, nous connaissons des causes d'hémorrhagie
dans des fistules abdominales après laparotomie
d'un ordre différent; nous voulons parler des écoule-

ments sanguins parfois abondants, capricieux, qui se font jour à travers un trajet fistuleux consécutif à une laparotomie pour tumeurs malignes de l'ovaire et, en particulier, pour les épithélioma papillaires de cet organe.

Dans cette dernière catégorie de faits, dont M. Cazenave a rapporté plusieurs exemples dans sa thèse, c'est un bourgeon épithéliomateux, véritable récidive au fond de la fistule, qui devient le point de départ des hémorrhagies abdominales.

Par conséquent, quand nous aurons éliminé toutes ces causes d'hémorrhagie par une fistule, et cette élimination se fait avec la plus grande facilité par les renseignements que nous fournit la malade ou que nous avons sur elle au sujet de l'opération prati-.quée. L'étude des caractères de la fistule et surtout les caractères de l'écoulement sanguin nous renseignent aussi, car un fait remarquable, dans le genre de fistule que nous étudions et qui met sur la voie du diagnostic, c'est la périodicité de l'écoulement dans les premiers temps après l'opération. Mais ce qu'il sera toujours difficile de préciser, c'est l'origine exacte du sang écoulé.

Lorsque nous nous trouvons en présence d'hémorrhagies par une fistule survenue chez une malade conservant encore un ovaire ou même les deux, et se produisant périodiquement au moment des époques, commençant et cessant avec l'écoulement par le vagin, toutes les probabilités seront en faveur d'une origine ovarique.

D'autres fois, nous aurons affaire à des cas super-

posables à ceux qui font l'objet de la deuxième partie de ce travail, où l'on ne peut incriminer un restant d'ovaire à cause des interventions pratiquées et
où l'écoulement sanguin peu abondant paraît devenir
capricieux et échapper à toute périodicité rappelant
la périodicité menstruelle. Dans cet ordre de faits,
nous souvenant de la possibilité d'adhérences dues à
l'épiploon congestionné et chroniquement enflammé,
nous songerons plutôt à mettre sur le compte de
l'épiploïte chronique hémorrhagique les suintements
sanguins par la fistule. Du reste, dans ces cas, nous
trouverons toujours par le palper abdominal et le
toucher vaginal combinés, soit une masse adhérente
à la fistule, soit une sorte d'empâtement derrière
elle qui, avec les détails précédents, nous feront
éviter l'erreur et songer à l'épiploon.

Traitement. — Ces fistules donnent lieu à des
indications thérapeutiques tout à fait spéciales, car
deux parties sont en présence : le trajet fistuleux
organisé et la source de l'hémorrhagie. Ce serait une
grande faute que de se contenter de combattre la fistule. L'expérience prouve que si c'est un pédicule ou
un petit moignon d'ovaire, on peut arriver à tarir
l'écoulement et à obtenir la fermeture de la fistule
par les moyens simples : cautérisations profondes au
galvanocautère ou au thermocautère, ou même avec
un fil de platine ou un stylet rougis. Mais ces
moyens ne suffiront plus si c'est un ovaire ou un moignon d'ovaire : dans ce cas, il faut enlever les
annexes.

Quand les annexes et l'utérus n'existent plus, il faut songer alors, à l'épiploon enflammé et aller frapper la cause de l'hémorrhagie. Le traitement, alors, nous paraît être l'ablation de la fistule et du segment d'épiploon malade. La conduite à tenir sera toujours la même et comprendra trois temps : 1ᵉʳ temps : Ouverture de l'abdomen en circonscrivant la fistule par une double incision elliptique à 1 centimètre des bords fistuleux ; 2ᵉ temps : Libérer l'épiploon de ses adhérences et reséquer la partie malade, après la ligature solide et serrée à l'union de cette partie avec la portion saine ; 3ᵉ temps : Fermeture de l'abdomen, et profiter de cette intervention pour refaire, si une éventration existe, une paroi solide à la malade.

CONCLUSIONS

De cette étude sur les fistules hémorrhagiques, il nous paraît que nous pouvons tirer les conclusions suivantes :

Il existe deux grandes variétés de fistules abdominales hémorrhagiques.

La première variété comprend les faits d'ordre banal dans lesquels l'écoulement sanguin a son origine dans un ovaire ou dans un restant d'ovaire. Ce sont les fistules abdominales hémorrhagiques ovariques.

A côté de cette variété de fistules, il en est une autre, beaucoup plus rare, où le point de départ de l'hémorrhagie a son siège dans l'épiploon chroniquement enflammé et adhérent à l'orifice profond du trajet fistuleux ; nous proposons de les appeler : fistules hémorrhagiques épiploïques.

L'une et l'autre de ces variétés de fistules reconnaissent comme origine de leur organisation le drainage post-opératoire de la cavité abdominale.

Le pronostic est différent, comme les causes qui les engendrent. Les hémorrhagies par la persistance d'un fragment ovarique ou d'ovaire entier peuvent être très abondantes et compromettre la vie de la malade.

Dans les fistules hémorrhagiques d'origine épiploïque, la gravité du pronostic provient secondairement de la nécessité qui se présente quelquefois d'interventions répétées.

Dans l'une et l'autre de ces variétés, les indications rationnelles de l'intervention chirurgicale se posent dans les mêmes conditions : aller à la recherche de la cause de l'hémorrhagie pour la supprimer.

Pour la première variété, ce sera l'hystérectomie vaginale qui sera le procédé choisi ou, s'il existe une contre-indication, ce sera la laparotomie.

En ce qui concerne les fistules d'origine épiploïque, la conduite à tenir est des plus simples ; c'est celle que M. Gérard-Marchant a mise en pratique dans les diverses interventions faites sur les malades qui sont le sujet de ce travail : l'excision elliptique de la fistule et la résection de la portion d'épiploon adhérente et enflammée.

TABLE

Paris. — Imp. P. Mouillot, 13, quai Voltaire. — 4242.